ÉLECTROTHÉRAPIE

RADIOGRAPHIE

MÉCANOTHÉRAPIE

(REVUES CRITIQUES)

FAITS ÉLECTROTHÉRAPIQUES

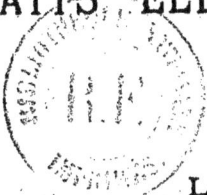

PAR

LE Dʳ MARIE

Docteur ès-sciences, Lauréat de l'Institut
Chargé de cours à la Faculté de Médecine
Chef du service d'Electrothérapie et de Radiographie
à l'Hôtel-Dieu de Toulouse.

TOULOUSE

IMPRIMERIE MARQUÉS & Cⁱᵉ

22, Boulevard de Strasbourg, 22

—

1900

ÉLECTROTHÉRAPIE

RADIOGRAPHIE

MÉCANOTHÉRAPIE

(REVUES CRITIQUES)

FAITS ÉLECTROTHÉRAPIQUES

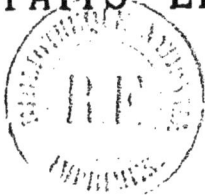

PAR

LE Dr MARIE

Docteur ès-sciences, Lauréat de l'Institut
Chargé de cours à la Faculté de Médecine
Chef du service d'Electrothérapie et de Radiographie
à l'Hôtel-Dieu de Toulouse.

TOULOUSE

IMPRIMERIE MARQUÉS & Cie

22, Boulevard de Strasbourg, 22

1900

Des Agents physiques et naturels en Pathologie

REVUE CRITIQUE

I. — Électricité

Le nombre des travaux qui paraissent sur les applications de l'électricité à la pathologie est trop grand pour qu'on puisse songer à les signaler tous. On est nécessairement obligé de faire un choix, soit parmi les travaux qui présentent une importance particulière, soit parmi ceux qui ont un intérêt d'actualité.

Le fait le plus saillant de ces dernières années c'est l'organisation dans toutes les Facultés et Ecoles de médecine, d'un enseignement de physique appliquée à la pathologie. Le mouvement a commencé à Bordeaux, grâce à l'activité de M. le professeur Bergonié, a gagné Lille et de là s'est étendu à toutes les grandes villes. Ce fait est de la plus haute importance pour l'avenir de la thérapeutique par les agents physiques et naturels. L'organisation matérielle a commencé par l'électrothérapie et la radiographie dont l'utilité n'était pas discutable et il est certain qu'elle va s'étendre rapidement aux autres agents physiques, air, ozone, lumière, chaleur etc. D'ailleurs, tous ces agents sont activement étudiés et avant peu nous posséderons un matériel d'action tout à fait irréprochable.

Il est évident qu'avant de penser à faire agir un agent physique sur l'organisme, il faut commencer par connaître exactement les divers facteurs qui interviennent dans cette action. En opérant autrement on rendrait tout progrès impossible. C'est surtout vrai pour l'électricité dont l'action peut être tout à fait différente suivant la forme du courant employé. Tout traitement doit être précédé d'un examen électrique approfondi qui permet de décider quel genre d'appareil il faut choisir. On oublie trop souvent de prendre cette précaution. Il m'arrive tous les jours d'examiner des malades que l'on a soumis pendant des mois à un traitement électrique non seulement inutile, mais nuisible, parce que le courant choisi était sans action sur les muscles et nerfs que l'on voulait restaurer, tandis que le courant par déri-

vation atteignait des parties saines antagonistes qui, en se forti-
fiant et se développant, rendaient encore plus grande la déformation des régions atteintes. Dans un grand nombre de cas,
le médecin-praticien peut être très utile à ses malades en
utilisant simplement un des nombreux petits appareils que l'on
trouve dans le commerce, mais il devra au préalable faire
examiner son malade au moyen d'un outillage perfectionné qui
lui permettra de connaître la forme du courant à employer et
les valeurs des deux facteurs principaux : intensité et tension de
ce courant.

ÉLECTRO-DIAGNOSTIC

Lorsqu'on fait agir d'une manière permanente le courant
électrique fourni par des piles ou des accumulateurs, l'énergie
de l'action dépend de l'intensité du courant c'est-à-dire de
la quantité d'électricité qui s'est écoulée à la seconde. Il n'en est
plus de même dans la période d'état variable du courant galvanique que l'on emploie en électro-diagnostic. M. Dubois, de
Berne, a montré que les indications du galvanomètre ne sont
plus suffisantes, car elles sont influencées par la nature des
résistances intercalées dans le circuit extérieur. Il faut remplacer le galvanomètre par un voltmètre, c'est-à-dire tenir
compte de la tension et non de l'intensité. Les expériences fort
bien faites de M. Dubois nous ont ainsi amenés à modifier une
des conditions considérées comme classiques en électro-diagnostic.

ÉLECTROTHÉRAPIE

Tumeurs vasculaires. — L'électrolyse, c'est-à-dire l'utilisation
des décompositions chimiques que produit dans l'intérieur des
tissus le courant électrique appliqué au moyen d'aiguilles métalliques, tend à être employé de plus en plus pour le traitement
des angiomes, des nævi materni et même des anévrismes. Les
meilleurs résultats ont été obtenus avec les angiomes.

Ce qui fait l'intérêt de l'emploi du courant électrique dans le
traitement des tumeurs vasculaires, c'est la régularité de son
action destructive. Elle est, en effet, liée directement à l'intensité
du courant et à la durée de son passage, deux facteurs qui peuvent être déterminés avec une grande exactitude. On peut donc
connaître à l'avance l'effet que produira un courant d'une durée

et d'une intensité données et modifier ces deux facteurs suivant le but à atteindre.

Le mécanisme de l'action chimique du courant électrique sur les tissus de l'économie et en particulier, sur le sang est très simple. Il est facile de le montrer en quelques mots. Pour faire pénétrer le courant, on se sert d'aiguilles métalliques ordinairement de platine ou d'acier. Je préfère ces dernières parce qu'on peut les renouveler à chaque opération et qu'elles pénètrent mieux dans les tissus et, d'autre part, parce que le perchlorure de fer qui se forme au pôle positif vient ajouter son action coagulante à celle des produits de l'électrolyse. En effet, le courant agissant sur le chlorure de sodium (le sel le plus abondant du sang) le décompose: 1° en sodium qui se porte sur l'aiguille négative (où il se transforme en soude, qui agit sur les matières organiques et organisées qui sont à son contact), et 2° en chlore qui forme le reste de la molécule et qui se porte au pôle positif où il produit une double action : action sur l'acier de l'aiguille qu'il transforme en perchlorure de fer, dont l'action coagulante, surtout à l'état naissant, est bien connue, action directe sur les matières organiques et organisées qu'il détruit en se transformant en acide chlorhydrique. Ainsi, il se produit une action destructive aux deux pôles, mais l'action est un peu différente parce que les produits qui lui donnent naissance ne sont pas identiques. La masse formée au pôle négatif est molle, peu rétractile, tandis que celle du pôle positif est dure et très adhérente. Il en résulte que lorsqu'on retire les aiguilles on a quelquefois une légère hémorragie au pôle négatif. On a proposé pour supprimer ce petit inconvénient de renverser le courant pendant quelques instants. En réalité, l'effet de ce moyen est illusoire. D'ailleurs, il est rare que cet écoulement de sang se produise et lorsqu'il a lieu on l'arrête très facilement en fermant la petite ouverture laissée par l'aiguille négative avec un peu de coton imbibé de collodion.

Pour éviter l'écoulement sanguin à l'aiguille négative, on peut aussi se contenter d'employer l'aiguille positive, l'autre pôle étant représenté par une large plaque bien imbibée que l'on place sur une région du corps appropriée. Ce procédé est bien moins actif que le précédent et doit être réservé aux tumeurs de très petites dimensions.

Lorsque la distance des deux aiguilles n'est pas trop grande, de quelques mm. à 1 cm. 5, l'action destructive s'étend à toute la zone située entre elles.

L'exposé précédent résume nos connaissances actuelles sur le traitement des tumeurs vasculaires par l'électrolyse. Cette méthode exige évidemment plus de temps que les procédés purement chirurgicaux, mais elle a l'avantage d'être peu douloureuse et sans danger. C'est la méthode de choix pour les tumeurs vasculaires peu volumineuses ne dépassant pas par exemple la grosseur d'une noix. Pour les tumeurs peu volumineuses, elle peut être encore employée, mais elle exige alors un plus grand nombre de séances. Dans ce cas, il peut être avantageux de s'adresser à la chirurgie pour l'ablation de la partie principale de la tumeur et à l'électrolyse pour détruire les parcelles de tumeur qui auraient résisté à l'intervention précédente.

Tumeurs malignes. — L'emploi de l'électrolyse pour le traitement des tumeurs malignes paraît avoir donné quelques succès, mais la valeur de cette méthode n'est pas encore hors de doute et je crois inutile d'y insister.

Kéloïdes. — Le Dr Brocq applique depuis un grand nombre d'années l'électrolyse au traitement des kéloïdes. On n'obtient pas une guérison radicale, mais lorsqu'on l'applique à propos et suivant certaines règles très précises, on obtient presque toujours un arrêt dans le développement progressif des tumeurs kéloïdiennes ; puis, assez souvent, un affaissement et une diminution sensible de leur volume. L'intensité du courant est en moyenne de 6 milliampères, la durée de son action de 8 à 15 secondes. On doit se servir uniquement de l'aiguille négative et limiter exactement le champ de son action aux tissus pathologiques.

Électrolyse des rétrécissements en général et de ceux du canal de l'urèthre en particulier. — Depuis trente ans, cette question a été l'objet de nombreux travaux. Actuellement, il semble que tout le monde est d'accord pour préférer la méthode d'électrolyse lente préconisée par Tripier et Newman à celle de Fort dans laquelle on fait une véritable urethrotomie électrolytique. Cette question a été exposée d'une manière complète, dans un rapport présenté au Congrès de l'Association française pour l'avancement des sciences de Boulogne-sur-Mer, par M. le Dr Bordier professeur agrégé de physique à la Faculté de médecine de Lyon. Le rapport débute par un exposé technique très bien fait des phénomènes physiques et chimiques qui accompagnent l'électrolyse des tissus. La critique des diverses méthodes d'application du courant électrique y est faite avec le plus grand soin. L'auteur se sert d'une bougie en gomme, sur laquelle on a fixé une petite bague métallique, ce qui permet de faire de l'électrolyse circulaire sans dilatation. Si ces conditions sont bien remplies, on évite toute récidive. La méthode est, en effet, tout à fait différente de celle de Fort et ses résultats sont beaucoup plus durables. D'ailleurs, l'étude histologique, malheureusement encore incomplète des tissus électrolysés, vient montrer qu'ils n'ont aucune tendance cicatricielle. Le tissu est infiltré, hyperplasié sans aucune rétraction.

Galvanisation cérébrale. -- M. le Dr Leduc, de Nantes, qui étudie depuis plusieurs années l'action du courant continu sur le cerveau, vient, dans un article fort curieux, de formuler les conclusions suivantes :

1° Le cerveau est accessible au courant galvanique ;

2° La galvanisation cérébrale est sans danger et lorsqu'elle est bien appliquée sans inconvénient ;

3° La galvanisation cérébrale négative relève et excite les fonctions du cerveau ; la galvanisation cérébrale positive exerce une action calmante et dépressive ;

4° On peut légitimement espérer une action favorable de la galvanisation dans les maladies cérébrales ;

5° La galvanisation cérébrale négative est un moyen efficace, probablement le plus efficace, de combattre les effets du surmenage intellectuel, de faire disparaître la fatigue cérébrale et de donner aux fonctions du cerveau, à l'intelligence son maximum.

Névralgie faciale. — Le courant électrique est employé depuis longtemps pour le traitement de cette affection si pénible, mais tandis qu'autrefois, on employait des courants de densités (intensité par unité de surface) très faibles 1/10, on emploie maintenant des densités très fortes, 1/2 et même 1 ou 1,5. Guilloz, de Nancy, qui préconise ces fortes intensités, fait passer le courant jusqu'à ce que la peau menace de s'altérer d'une manière permanente. Ces courants très intenses doivent être appliqués avec des précautions spéciales. L'auteur admet que le courant électrique peut agir en produisant des modifications périphériques du nerf qui retentissent sur ses racines et sur ses noyaux d'origine. Dans tous les cas, ce qui est certain, c'est qu'il énumère des guérisons de malades, chez qui les divers moyens thérapeutiques et même les résections nerveuses avaient échoué.

Goutte. — Le même auteur a appliqué ces courants intenses au traitement de la goutte et cela avec le plus grand succès. En effet, par ce moyen on augmente l'activité nutritive des tissus et on leur permet d'accomplir normalement leur cycle trophique et, d'autre part, on dissout et on élimine les déchets existants et on répare, dans la mesure du possible, les désordres qu'ils ont provoqués. Ces faits sont prouvés, non seulement par les observations cliniques, mais aussi par les expériences de laboratoire, portant sur les modifications histologiques des cellules et sur l'étude de leurs produits de désassimilation. Les courants continus de haute intensité ont une action sur la nutrition générale, qui est de beaucoup supérieure à celle des courants de haute fréquence eux-mêmes. Les accès traités dans leur période aiguë avortent rapidement et ne laissent aucun reliquat après leur disparition. Les empâtements articulaires chroniques se dissipent généralement en un nombre de séances, variant de quatre à vingt-cinq, à moins toutefois qu'ils ne s'accompagnent d'ostéite chronique ancienne, reconnaissable par la radioscopie.

Haute fréquence. — On a émis, cette année, quelques doutes sur l'action générale des courants de haute fréquence, mais il n'en est pas de même de leur action locale qui est utilisée avec plus de succès que jamais.

Oudin, qui s'est fait une spécialité de ces applications locales, a imaginé une modification de son résonnateur qui permet d'obtenir des effluves de 15 à 20 cm. de long et de les différencier nettement des étincelles, qui sont quelques fois pénibles à supporter avec les courants très intenses. Le réglage plus facile de l'appareil permet soit d'agir sur une surface très restreinte comme une pustule d'acnée, une végétation, soit d'agir sur une surface étendue ou des lésions profondes, comme pour une névralgie sciatique, un lumbago ou un poumon tuberculeux.

Des Agents physiques et naturels en Pathologie

REVUE CRITIQUE

II. — Rayons X

La découverte des rayons X est de date relativement récente, mais grâce au grand nombre des travaux entrepris, nous sommes déjà en présence d'une méthode d'exploration parfaitement précise dont les progrès sont réguliers et constants. La période des publications plus retentissantes qu'utiles est terminée et nous entrons dans celle des travaux de laboratoire régulièrement poursuivis dont les résultats seront féconds parce qu'ils auront été longuement mûris. Les résultats définitivement acquis sont déjà trop nombreux pour prendre place dans une seule revue critique. Nous nous bornerons à signaler ceux qui sont l'objet des préoccupations actuelles des chercheurs, nous réservant de revenir, dans les revues suivantes, sur les sujets non étudiés.

TECHNIQUE

Pour produire les rayons X, on a essayé au début, tous les courants électriques à haute tension : courants de machines dites statiques, courants alternatifs donnés par certaines villes, transformateurs de formes très variées. On est revenu peu à peu à la vieille bobine de Rhumkorff, qui est actuellement le seul appareil employé. Les modifications que l'on a proposées ne présentent que des avantages relatifs et il est certain qu'actuellement une bobine bien isolée, pouvant donner 30 cm. d'étincelle suffit à toutes les applications cliniques des rayons X.

La partie faible du matériel à rayons X réside dans l'interrupteur du courant inducteur qu'on désigne aussi sous les noms de courant primaire et de courant principal. Un très grand nombre de modèles ont été proposés. Ils forment trois groupes : interrupteurs métalliques, interrupteurs à mercure et interrupteurs électrolytiques. Ces derniers ont paru, au moment de leur découverte, représenter l'interrupteur idéal, mais s'ils donnent une fixité d'image radioscopique qui, dans certains cas, les rend précieux, ils produisent une telle usure des tubes, qu'on tend peu à peu à les abandonner. Les interrupteurs métalliques permettant difficilement d'atteindre une intensité de courant suffisante pour pouvoir traverser les parties épaisses du corps humain adulte, ce sont les interrupteurs à mercure qui donnent la solution la plus satisfaisante du problème. Il faut qu'ils soient robustes et que les interruptions soient suffisamment rapides pour que l'image radioscopique soit parfaitement fixe sur l'écran. Un certain nombre de modèles proposés permettent d'atteindre ce résultat. Je me sers, depuis plus d'un an, d'un interrupteur à mercure avec moteur indépendant [1] (qui permet de produire en même temps le massage mécanique à vibrations circulaires) et qui me donne toute satisfaction. Il réunit les deux avantages d'une marche parfaitement régulière, à des intensités variant depuis 0 jusqu'à 12 ampères et au-delà, à une absence complète de crachement, ce qui permet de conserver le même liquide pendant des mois. On peut atteindre un nombre d'interruptions suffisantes avec une seule tige plongeante, mais il est préférable, modification que j'ai introduite récemment, de placer une tige à chaque bout de l'axe, ce qui permet d'atteindre un nombre d'interruptions supérieur au nombre minimum nécessaire, soit pour la production des rayons X, soit pour les courants de haute fréquence, tout en diminuant la vitesse du moteur.

Les tubes producteurs de rayons X dont le type au début était le tube de Crookes, ont subi aussi de nombreuses modifications. Les meilleurs sont actuellement, sans contestation possible, les tubes osmorégulateurs de Villard, à anticathode en iridium pur ou à anticathode refroidie que construit Chabaud, successeur d'Alvergnat. Malheureusement leur prix très élevé, 100 francs et au-delà, rend onéreuses les faciles maladresses que l'on peut commettre, en obtenant les radiographies très variées que nous demandent maintenant la chirurgie et la médecine.

THÉRAPEUTIQUE

Les accidents cutanés qui s'étaient produits au début de l'application des rayons X, la facilité avec laquelle ils traversaient au moins partiellement les parties les plus épaisses du corps humain, faisaient espérer des applications thérapeutiques très étendues. Malheureusement l'expérience n'a pas confirmé cet

(1) *Archives d'électricité médicale*, page 266, 1899.

espoir. Les nombreux essais que l'on a fait sur la tuberculose, soit expérimentale, soit acquise, ont montré que les rayons X agissent seulement en modifiant le milieu comme beaucoup d'autres agents physiques et chimiques. Cependant certaines tuberculoses locales peuvent être modifiées d'une manière tout à fait définitive ; c'est peut être la seule application réellement efficace des rayons X.

Les accidents cutanés se manifestent d'abord par une inflammation du derme qui a fait employer les rayons X dans un certain nombre de maladies et en particulier pour remédier à l'hypertrichose. Malheureusement si leur action est faible, les poils tombés repoussent rapidement et si leur action est plus énergique des dermites très tenaces viennent les compliquer très fâcheusement. Nous avons l'explication de ces résultats dans ce fait prouvé par l'expérience que ce ne sont pas les rayons X qui agissent mais le champ électrique du tube qui peut se faire sentir avec les courants intenses jusqu'à la distance de 25 cm. Il en résulte deux conséquences : 1º pour produire l'épilation il vaut mieux employer des courants électriques faibles agissant directement sur le bulbe pileux, ce qui permet de le détruire sans modifier la peau ; 2º pour éviter les accidents cutanés dans l'emploi des rayons X il suffit de placer la région du corps la plus rapprochée du tube à 25 cm. de distance.

L'action des rayons X a été essayée sur un grand nombre de cultures de microbes mais jusqu'ici le résultat de ces expériences a été négatif.

Bien que les applications thérapeutiques des rayons X soient actuellement très limitées, il ne faudrait pas en conclure que leur emploi doit être définitivement rejeté. Tant de facteurs inconnus encore interviennent dans la production des rayons X, que ce serait préjuger du progrès de l'avenir.

DIAGNOSTIC

Si l'expérience a limité peu à peu les applications thérapeutiques des rayons X a quelques cas spéciaux, il n'est plus de même pour les applications au diagnostic qui s'étendent tous les jours davantage.

Cette extension croissante des applications des rayons X au diagnostic résulte : d'une part, de l'augmentation de puissance du matériel qui permet de les employer dans un plus grand nombre de maladies différentes et d'autre part, de ce que, grâce à une expérience suffisante, l'interprétation des clichés se fait d'une manière plus exacte. On ne saurait trop mettre en garde les médecins contre les faciles et grossières erreurs que l'on peut commettre en examinant un cliché sans méthode. Les discussions qui ont eu lieu récemment à la Société de Chirurgie de Paris ont montré, en laissant de côté certaines exagérations peut être volontaires, la nécessité d'opérer toujours dans des conditions très précises. C'est d'ailleurs, ce qu'avait reconnu depuis longtemps tous ceux qui ont fait des recherches sur les applications des rayons X. Marey, Guilleminot ont beaucoup insisté sur leur importance. J'ai moi-même adopté depuis longtemps une marche méthodique pour l'obtention des clichés que j'ai réunis au service de radiographie de l'Hôtel-Dieu de Toulouse.

Chaque cliché est mis, après examen, dans une enveloppe sur laquelle on colle l'étiquette suivante qu'on a soigneusement complétée pendant l'opération.

Numéro d'inscription :
Nom, prénoms, âge :
Diagnostic :
Cliché } stéréoscopique :
} simple :
Orientation de l'objet :
Projection de l'anode :
Longueur de l'axe :
D == (Distance du tube à la surface de l'objet).
P == (Epaisseur de l'objet radiographié).
Docteur qui a envoyé le malade :

En adoptant autant que possible pour chaque partie du corps une distance constante, on se trouve ainsi dans les meilleures conditions pour comparer entr'eux des clichés provenant d'une même maladie plus ou moins accentuée ou de maladies différentes qu'on cherche à distinguer entr'elles. Si j'insiste sur cette question au lieu d'énumérer simplement des exemples d'applications des rayons X au diagnostic c'est parce que trop de personnes sont convaincues que le problème est parfaitement résolu lorsqu'on a obtenu un cliché suffisamment net d'une région du corps. C'est, au contraire, alors que les difficultés commencent, car le point délicat est l'interprétation d'un cliché et non son obtention.

Pour éviter les erreurs, il est toujours bon de faire deux clichés suivant deux directions différentes et surtout suivant deux directions perpendiculaires, l'une de ces directions étant antéro-postérieure, l'autre latérale. On se trouve ainsi dans les conditions de la géométrie descriptive qui permet de connaître la position dans l'espace des points situés dans l'intervalle des deux plans.

Malgré toutes ces précautions, l'interprétation des clichés est toujours délicate et les erreurs sont encore possibles. La solution la plus satisfaisante est celle qui consiste à faire deux clichés, correspondant, l'un à la vue de l'objet par rapport à l'œil droit, l'autre à la vue de l'objet par rapport à l'œil gauche, c'est-à-dire, de faire de la radiographie stéréoscopique. En suivant les règles très précises que j'ai posées avec mon collaborateur M. Ribaut, on obtient au moment de l'eaxmen au stéréoscope une reconstitution virtuelle dont la forme et les dimensions sont exactement comparables à celles de l'objet qui a été soumis à l'action des rayons X. On peut ainsi étudier les rapports des diverses parties de l'objet entr'elles. Cette méthode est particulièrement utile, en clinique, pour l'étude des fractures compliquées, des luxations, surtout celles de l'épaule, du coude et de la région du tarse, pour la détermination de la position des corps étrangers qu'on voit ainsi à leur place exacte dans l'organisme.

On peut, en outre, mesurer les distances qui séparent chaque point visible de l'objet d'autres points choisis comme repères et situés soit dans l'intérieur (par exemple une balle qui est repérée par rapport à sa distance à un os voisin) soit à la surface de la peau, sur laquelle on a collé des fils métalliques. Comme toutes ces déterminations de distance sont contrôlées par l'examen direct au stéréoscope on se trouve dans les meilleures conditions possibles pour poser un diagnostic, et renseigner le chirurgien si une intervention chirurgicale a été jugée nécessaire.

Il existe déjà un assez grand nombre d'ouvrages sur les rayons X. Ils ne méritent guère une description détaillée car ils sont plus ou moins copiés les uns sur les autres. Je ferai une exception pour l'Atlas de Radiographie de Bedard et Laran, qui vient de paraître. Il comprend un grand nombre de radiogra-

phies d'enfants atteints de mal de Pott, déviations de la colonne
vertébrale, coxalgies, luxations congénitales, soit avant soit
après guérison. Ce sont, en effet, des cas où la Radiographie
rend les plus grands services. La thérapeutique de ces affections
surtout chez l'enfant, est considérablement facilitée par la Radiographie qui permet de les déceler avant toute déformation
extérieure. Je réviendrai en détail, dans une prochaine revue,
sur cette excellente publication.

ÉLECTROTHÉRAPIE ET RADIOGRAPHIE

FAITS CLINIQUES

1. — Fracture du col de l'humérus accompagnée d'altérations nerveuses. — Examens radiographique et électrique successifs. — Traitement électrique. — Résultats.

Capitaine P..., 47 ans, Saint-Gaudens, fait une chute de cheval le 17 mai 1898, qui produit immédiatement une paralysie complète du bras.

Diagnostic. — Fracture du corps de l'humérus. Appareil plâtré pendant 50 jours et à partir du 25ᵉ mouvement passif et massage. Au sortir de l'appareil, les mouvements d'extension étaient devenus possibles mais non les mouvements de flexion.

Le malade vient consulter M. le professeur Jeannel qui me l'adresse le 10 juillet, c'est-à-dire le 55ᵉ jour ; je fais un double examen :

I° RADIOGRAPHIQUE. — Il montre que la fracture a porté sur le col de l'humérus et non sur le corps. La tête de l'os s'est soudée vicieusement sur le bord externe du fragment inférieur, rendant ainsi toute articulation impossible. On distingue en même temps les débris de la capsule arrachée et épaissie.

II° ÉLECTRIQUE. — Au point de vue de leurs réactions électriques, les muscles atteints peuvent être partagés en trois groupes.

a) Muscle deltoïde. — Réaction de dégénérescence partielle. La modification porte surtout sur la portion antérieure.

b) Muscles fléchisseurs profond et superficiel, grand palmaire cubital antérieur, muscles de l'éminence hypothénar, muscle long, fléchisseur propre du pouce ; réaction de

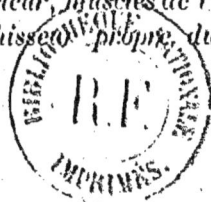

dégénérescence complète. (L'excitabilité faradique est supprimée. l'excitation galvanique produit une contraction lente avec prédominance du positif. La contraction minima exige un courant de 20 mA).

c). *Les muscles de l'éminence thénar* et particulièrement le court abducteur du pouce sont inexcitables faradiquement et galvaniquement.

Les nerfs médian et cubital sont inexcitables à partir du coude. Les mouvements d'élévation de l'épaule et de flexion de la main et des doigts sont impossibles.

L'atrophie musculaire est très marquée à l'avant-bras et à la main. Elle s'accompagne de troubles trophiques mais sans altération appréciable de la sensibilité.

CONCLUSION. — Pronostic favorable pour le muscle deltoïde, grave pour les fléchisseurs et les cubitaux, réservé pour les muscles de l'éminence thénar.

TRAITEMENT. — Toute intervention chirurgicale ayant été refusée par le malade, j'applique le traitement suivant, trois fois par semaine :

1° *Sur les muscles atteints.* — Courant continu intense (30 mA au moins pendant 10 minutes) interrompu peu fréquemment afin de faciliter la nutrition tout en évitant la fatigue musculaire.

2° *Sur tout le bras* des étincelles pendant 5 minutes pour entretenir la nutrition générale.

3° *Massage.*

Ce traitement a été appliqué, par périodes de un à deux mois séparées par des intervalles de repos, jusqu'à aujourd'hui. Pendant les intervalles, il a été fait un séjour d'un mois à Amélie-les-Bains, et deux de même durée à Barèges.

Des examens électriques faits à diverses périodes vont nous montrer avec la dernière évidence les modifications heureuses produites par ces traitements.

Novembre 98. Examen électrique.

Le deltoïde est presque revenu à l'état normal.

Les muscles appartenant aux territoires des nerfs médian et cubital, 2e groupe, ne sont pas encore excitables faradiquement, mais le courant galvanique produit la contraction au pôle positif et à la fermeture avec une intensité de 6 mA seulement.

Les muscles de l'éminence thénar sont inexcitables.

Le malade peut soulever légèrement le bras et fléchir de même les doigts.

Mai 1899. Examen électrique.

Le deltoïde est normal.

Les muscles de la 2e catégorie sont devenus excitables faradiquement, mais les contractions obtenues par les interruptions du courant galvanique sont encore lentes avec prédominance du pôle positif. Il y a donc maintenant réaction de dégénérescence partielle.

Le malade peut fléchir les doigts à angle droit.

Les muscles de l'éminence thénar, surtout le court abducteur du pouce, continuent à être inexcitables.

Septembre 99. Examen électrique.

Les anomalies que présentaient encore les muscles de la 2e catégorie tendent à disparaître. Le malade peut fermer complètement la main et même serrer fortement. La guérison n'est plus qu'une question de temps et paraît devoir devenir rapidement complète.

Les muscles de l'éminence thénar sont redevenus excitables, même le court abducteur. Le malade écarte franchement le pouce des autres doigts.

Juin 1900. Examen électrique.

Courant faradique. — Les contractions de tous les muscles ont lieu maintenant à la division 9 avec le grand chariot de Gaiffe et la bobine à gros. C'est dire qu'elles sont normales.

Courant galvanique. — Les contractions ont lieu nettement avec un courant de 2 mA. 5 et avec prédominance du négatif. Donc, réactions normales.

Nous sommes arrivés à la fin de la maladie qui a quitté successivement les muscles atteints en commençant par ceux qui l'étaient le moins.

La contraction musculaire est cependant un peu moins énergique pour les muscles qui ont été malades que pour ceux qui sont restés toujours normaux. Quelques mois de fonctionnement suffiront maintenant pour ramener la force à l'état normal.

Cette observation est intéressante à deux points de vue:

1° *Radiographiquement.* — Elle montre l'utilité, je pourrais dire la nécessité, de l'emploi de la radiographie pour les fractures dont le diagnostic est douteux. Dans le cas présent, l'appareil plâtré avait été placé sur la partie intacte de l'humérus. Dédaigner son emploi, c'est risquer de se trouver à un moment donné en présence de désordres irréparables.

2° *Electriquement.* — Elle montre que des muscles en réaction de dégénérescence complète et tendant vers l'inexcitabilité et même que des muscles restés complètement inexcitables pendant une année sont peu à peu revenus à la vie sous l'influence du traitement électrique complété par le massage vibratoire et trois saisons balnéaires.

Pour répondre à l'objection que les muscles seraient peut-être revenus d'eux-mêmes à l'état normal, il suffit de rappeler les résultats des premiers examens électriques. D'ailleurs, l'expérience a montré que le courant continu est un puissant modificateur de la nutrition, et son action était encore augmentée par la contraction musculaire. Il faut, il est vrai, éviter le danger de la fatigue qui se produit très facilement avec les muscles profondément altérés et dont les effets seraient désastreux.

Le traitement exige donc une surveillance beaucoup plus grande que pour les muscles qui n'ont subi que des modifications dynamiques.

Il est évident que le traitement électrique appliqué avec ces précautions ne peut jamais avoir d'inconvénient, mais il n'en aurait pas été de même si on avait fait subir aux muscles atteints un travail exagéré. J'insiste sur ce point, parce que trop de personnes sont convaincues que l'électricité ne peut jamais avoir d'effet nuisible. On peut poser en principe que tout traitement électrique doit être précédé d'un examen approfondi des réactions électriques des muscles et des nerfs.

Je ferai remarquer en terminant que le traitement électrique n'a pu modifier l'état de l'articulation scapulo-humérale. Le résultat aurait été parfait si une intervention chirurgicale, rétablissant les rapports de la tête de l'humérus et de la cavité glénoïde, avait précédé le traitement régénérateur des muscles et des nerfs.

II. — Douleurs dans les membres inférieurs liées à des zones d'hyperesthésie. — Diagnostics divers. — Traitement symptomatique. — Résultat.

Madame F..., 32 ans, à Labarthe-de-Nestle.

Antécédents héréditaires. — Mère morte à 36 ans. Pendant une grossesse (à 28 ans) a été atteinte d'une douleur au pied droit, au-dessous de la cheville externe. La douleur était telle qu'il y a eu abus de morphine (jusqu'à 80 centigr. par jour) et de chloral. La douleur n'a jamais disparu et la morphine, surtout à la fin, ne procurait qu'un calme momentané.

Père mort à 40 ans de la rupture d'un anévrisme.

Sœur très nerveuse, sujette aux migraines.

Antécédents personnels. — Réglée à 13 ans et demi. Trois mois après, à la suite d'une frayeur, a vu ses règles disparaître pendant six mois. Syncopes faciles, grande faiblesse. L'hydrothérapie a remis tout en bon état.

Mariée à 20 ans ; à ce moment très bonne santé.

Première grossesse immédiatement. Accouchement très

laborieux, forceps, hémorrhagie très abondante, faiblesse extrême. Habitait alors Mexico. Retour très lent des forces. Fièvre tous les soirs qui a disparu par le changement d'air. Un peu de perte blanche.

Deuxième grossesse à 21 ans. Au sixième mois, apparition des douleurs actuelles à la partie postérieure de la cuisse droite. Très vives (ressemblant à des coups de couteau), s'accompagnant d'hyperesthésie de la peau. Difficulté très grande pour s'asseoir. Au début, douleurs surtout l'après-midi, puis au bout de quelques jours tout le temps. Accouchement facile et parfait. A nourri son enfant, ce qui l'a épuisée. Pendant ce temps les douleurs étaient moins fortes.

Troisième grossesse, 26 ans. Au cinquième mois, voyage de Mexico en France, très pénible. Commencement des douleurs au talon droit. Accouchement normal.

Quatrième grossesse, 30 ans. Bonne santé générale, mais les douleurs qui paraissaient avoir diminué se sont étendues, au huitième mois, au pied gauche en s'accentuant.

État actuel. — Douleurs lancinantes ressemblant, dit la malade, à des coups de couteau et s'étendant d'une part dans les deux cuisses, de la fesse au genou, et d'autre part, dans les pieds, principalement dans la région externe et au niveau du tendon d'Achille. Elles sont plus accentuées à droite qu'à gauche et se produisent de 10 à 20 fois par minute. Jamais de douleurs ailleurs ni dans la colonne vertébrale ni dans les bras.

La violence des douleurs est telle que la malade est souvent obligée de passer la nuit debout, de manière à éviter tout contact.

Les mêmes régions présentent une hyperesthésie très prononcée qui rend pénible le contact des vêtements. Une pression un peu forte arrache un cri à la malade.

Contractures fréquentes.

Au début, la marche est extrêmement pénible ; cependant, au bout d'un moment, elle devient assez facile pour qu'elle puisse se continuer sans arrêt pendant quelques centaines de mètres. Le contact du sol est toujours très pénible.

Sensation intense de froid dans le pied gauche coïncidant avec l'hyperesthésie et l'apparition des douleurs.

Les réactions électriques des muscles et des nerfs des deux jambes sont normales.

Digestion facile, pas de constipation, pas de migraine, sommeil bon.

La malade, très préoccupée de son état, a consulté tous les médecins en renom du Midi, et les diagnostics les plus divers ont été posés : Hystérie, syphilis de la moelle, altération de la queue de cheval, varices internes, etc. Les traitements les plus variés n'ont donné aucun résultat.

Traitement. — En présence de cette divergence d'opinions, je me contente de faire un traitement symptomatique.

1° Courant continu intense (30 à 40 mA pendant dix minutes, pôle positif fesse, négatif sous le pied). Malgré cette intensité assez élevée, la densité est relativement faible : 1/3 mA en moyenne par cent. carré, car les plaques employées étaient très grandes. Au bout de cinq séances, la marche est devenue un peu plus facile, mais les douleurs sont aussi grandes. Je remarque que les douleurs sont liées à l'hyperesthésie de la peau et que celle-ci n'est pas modifiée par le traitement. Je pourrais même dire que les effets vaso-moteurs que produit nécessairement le courant continu et qui se manifestaient par une rougeur assez intense de la peau ont paru certains jours augmenter l'hyperesthésie et par suite les douleurs. Dans le but de modifier cette hyperesthésie, je m'adresse aux courants de haute fréquence.

2° *Courants de haute fréquence.* (Bobine de 50 cm d'étincelle, résonnateur Oudin nouveau modèle, balai métallique). Suivant les indications de Oudin, j'emploie l'effluve très longue (10 à 15 cm.). L'effet en est remarquable. L'hyperesthésie qu'aucun traitement n'avait pu modifier disparait en quelques secondes. Cependant, comme la moindre variation d'intensité de l'effluve suffit pour provoquer des contractions musculaires qui sont douloureuses tant que l'hyperesthésie n'a pas disparu, je me suis servi définitivement de l'effluve statique qui permet d'arriver au même résultat quoique plus lentement. Le traitement définitif est donc :

3° *Bain statique* de vingt minutes avec souffle sur les régions hyperesthésiées.

Au début, l'hyperesthésie reparaissait au bout de deux ou trois heures et persistait jusqu'à la séance suivante ; mais, après quelques séances, elle n'a plus reparu que d'une manière intermittente

Résultat. — Au bout de vingt-cinq séances, la situation est la suivante :

Marche beaucoup plus facile ; la malade peut faire plusieurs kilomètres sans fatigue.

Les douleurs ont changé de nature : de lancinantes elles sont devenues sourdes. Bien moins fréquentes, elles n'empêchent pas le sommeil de la malade.

Hyperesthésie moins intense et irrégulière.

Disparition des contractures.

Évidemment, ce n'est pas encore la guérison, mais l'amélioration est très grande et d'autant plus remarquable, qu'aucun des nombreux traitements institués depuis six ans n'avait donné de résultat ; au contraire, la situation s'aggravait tous les jours.

Il est à remarquer encore que la malade a commencé son traitement avec la conviction qu'il ne donnerait aucun résultat.

Des Agents physiques et mécaniques en Pathologie

REVUE CRITIQUE

Mécanothérapie

La gymnastique ordinaire, les exercices de sport (marche, course, natation, canotage, vélocipédie, etc.) sont un excellent moyen de développement des divers tissus de l'organisme, et plus particulièrement du tissu musculaire. Appliqués dans un but préventif, hygiénique et avec une intensité en rapport avec la résistance de chaque individu, ils rendent des services considérables. Lorsque les organes sont sains, leurs inconvénients sont presque nuls. La situation est toute autre lorsqu'on les emploie pour la cure des maladies qui exigent du mouvement, et il est presque inutile d'ajouter que le nombre des maladies dans lesquelles le mouvement sous ses diverses formes est indiqué sont extrêmement nombreuses. Leurs inconvénients peuvent alors être très graves et les services rendus presque nuls. Il est facile de le montrer par quelques exemples que nous empruntons au *Traité de Mécanothérapie* du docteur Lagrange.

Prenons un exemple grossier et supposons qu'il s'agisse de refaire, par l'exercice, un groupe de muscles atrophiés. Si ces muscles sont ceux des membres inférieurs, il semblerait évident, au premier abord, que la marche, qui met naturellement en jeu les muscles des jambes, doive être l'exercice de choix. Et pourtant, tous ceux qui ont étudié les atrophies musculaires, parfois si persistantes à la suite d'une légère arthrite du genou, savent que bien des malades guéris de leur affection articulaire ne parviennent pas à refaire leur muscle triceps de la cuisse, bien qu'ils aient depuis plusieurs mois repris leur train ordinaire de vie, marchant plusieurs heures chaque jour. Mais si l'on soumet alors ces malades à des exercices méthodiques, dirigés de façon à mettre en jeu le triceps, à l'exclusion des autres muscles de la cuisse, on verra en quelques semaines le membre reprendre sa grosseur et sa vigueur normales. C'est que, dans tous les mouvements naturels et instinctifs, il se passe justement l'inverse de ce que nous recherchons à l'aide des mouvements raisonnés. Si un groupe musculaire se trouve momentanément affaibli ou

placé, par n'importe quelle cause, dans un cas de moindre capa-
cité fonctionnelle, il s'établit aussitôt des *suppléances;* les muscles restés forts s'ingénient, en quelque sorte, à remplacer ceux
qui fonctionnent moins facilement. Le mouvement s'exécute,
mais suivant un mécanisme qui permet aux membres affaiblis
de ne pas faire effort et qui, par conséquent, les soustrait à l'influence reconstituante de l'exercice. On peut marcher sans se
servir du triceps fémoral, à condition de tenir la jambe tendue
et de mouvoir, à chaque pas, le membre malade d'une seule
pièce. Et c'est ainsi, en effet, que marchent tous les sujets chez
lesquels le fait de passer à chaque pas de la flexion à l'extension,
comme cela a lieu dans la marche normale, cause une douleur
ou nécessite un effort trop pénible. Le malade « triche » en
marchant et fait supporter aux muscles sains le travail qui
serait salutaire aux muscles affaiblis. Et notons ici que les
conseils donnés par le médecin pour réformer cette marche
vicieuse n'aboutiront à aucun résultat, malgré l'attention que
pourrait y apporter l'intéressé, tout simplement parce que
celui-ci, avec la meilleure volonté du monde, ne peut exécuter
un travail au-dessus de ses forces. . . . .

. . . La conclusion qui s'impose, c'est qu'il faut trouver un
exercice qui, d'une part, mette en jeu le triceps fémoral avec
moins d'efforts que la marche et qui, d'autre part, rende impossible la tricherie presque toujours inconsciente du malade, en
ne permettant pas à des muscles synergiques d'intervenir dans
le mouvement. Or, nous dirons tout à l'heure comment on peut
doser à volonté le travail et le localiser avec précision dans le
groupe musculaire voulu. . . . .

. . . L'exemple cité pour les extenseurs de la cuisse peut
s'appliquer à tous les muscles du corps; de même que l'objection faite à l'emploi de la marche comme moyen d'entraînement
local peut s'adresser à tous les actes musculaires instinctifs.

Inutile de faire observer, que, s'il est difficile d'obtenir avec
précision la mise en travail d'un groupe musculaire bien défini
par l'emploi des mouvements instinctifs, la difficulté serait
e   re plus grande s'il s'agissait de mouvoir une articulation
ankylosée ou raidie. Les suppléances se font plus aisément
encore d'une articulation à une autre, que d'un muscle à un
autre muscle. S'il s'agit, par exemple, de porter la main au
visage, l'articulation huméro-cubitale étant ankylosée, le malade

suppléera au défaut de mobilité de la jointure du coude en mettant à contribution celle de l'épaule. Il se servira de même des mouvements de l'omoplate pour suppléer à ceux de l'humérus, et ainsi de suite. Et ici, la « tricherie » involontaire se produira aussi bien à propos des déplacements passifs que des déplacements actifs. Il faudra de toute nécessité, pour obtenir un mouvement correct ou du moins un effort tendant directement à mobiliser l'articulation visée, trouver moyen d'empêcher la suppléance, c'est-à-dire employer des procédés spéciaux pour immobiliser les autres articulations.

Mais dans bien des cas, les mouvements associés ou synergies ne sont pas seulement gênantes pour la précision du traitement; elles peuvent être dangereuses, parce qu'elles éveillent, à côté de l'action locale utile, des actions à distance qui sont nuisibles. Par exemple la synergie qu'on appelle l'*effort* est, pour beaucoup de malades, une redoutable conséquence de certains mouvements. On sait que l'effort thoraco-abdominal peut produire sur les organes thoraciques, poumon, cœur et gros vaisseaux, ainsi que sur les organes abdominaux, des compressions violentes dont les inconvénients seraient très graves, par exemple, pour les cardiaques.

Outre ces effets de retentissement à distance sur un organe ou une série d'organes déterminés, les synergies peuvent produire encore, quand elles sont très importantes, des effets d'excitation violente sur la totalité des grandes fonctions vitales, la circulation, la respiration, l'innervation.

Ces quelques exemples suffisent pour montrer que les exercices ne permettent pas toujours d'atteindre le résultat thérapeutique cherché et qu'ils produisent des effets généraux qui doivent être évités chez un grand nombre de malades sous peine d'aggraver leur état. Il en est ainsi pour les sujets débilités, les convalescents, les neurasthéniques, les vieillards, etc., qui tombent facilement dans le surmenage. Il est donc impossible d'appliquer à ces malades les exercices résultant de l'association de l'effort d'un grand nombre de muscles différents. Pour atteindre la guérison et éviter les inconvénients des effets généraux, il est donc nécessaire de décomposer le mouvement, de le localiser à un groupe de muscles déterminés et de le doser de façon à le rendre supportable aux organismes les plus affaiblis. Les suppléances, les tricheries sont ainsi rendues impossibles et en même temps les effets généraux peuvent être annulés ou bien diminués plus ou moins suivant la résistance de chaque individu. C'est précisément là l'esprit et la tendance de la gymnastique médicale suédoise, inventée par Ling, et dont la mécanothérapie n'est que la réalisation au moyen de machines appropriées.

Ainsi la gymnastique médicale suédoise a pour principe de localiser le mouvement et de le doser. Doser l'exercice, c'est en mesurer l'intensité avec assez de précision et de tact pour ne pas dépasser l'effet utile ; le localiser, c'est limiter son effet à une région déterminée de façon à en éviter le retentissement sur des organes qu'il importe de ménager. Ce double résultat est obtenu au moyen d'un aide qui s'oppose au mouvement fait par le malade, de sorte que celui-ci est obligé de faire un effort d'autant plus considérable que la résistance de l'aide est elle-même plus grande. Le rôle de cet aide dans la pratique de la gymnastique médicale est donc d'une grande importance. C'est à son tact, à sa connaissance parfaite des mouvements et de leurs effets qu'est subordonné le succès de la cure. Tant vaut l'aide, tant vaut le traitement. Or, s'il est facile de trouver en Suède des personnes parfaitement compétentes, grâce à l'École centrale de gymnastique où d'éminents maîtres les ont formés, on est loin d'avoir en France les mêmes garanties, surtout dans les hôpitaux où le personnel des infirmiers est si changeant. C'est cette lacune que vient combler la mécanothérapie. Son principe est le même que celui de la gymnastique médicale suédoise : doser le mouvement et le localiser. La seule différence est que l'aide est remplacé par une machine appropriée.

La forme du mouvement que fait le malade est commandée par l'appareil lui-même et correspond bien à la partie du corps qui doit entrer en jeu, les parties avoisinantes, ou antagonistes quand il s'agit des muscles, restant au repos. Ici, aucun des inconvénients qui résultent de l'emploi d'un aide peu instruit ou peu zélé. La machine étant réglée de manière à ce que l'effort que doit faire le malade soit convenable pour lui, il suffit de fixer une durée convenable pour être certain que le traitement aura été fait dans des conditions tout à fait satisfaisantes. C'est cette certitude dans l'action du traitement qui constitue la grande supériorité des appareils mécaniques pour réaliser la gymnastique médicale suédoise sur la méthode manuelle. Mais à côté de ce précieux avantage, la mécanothérapie présente au moins actuellement un inconvénient sérieux. Les divers mouvements qu'un individu peut faire étant extrêmement nombreux et chaque machine ne permettant de faire qu'un nombre de mouvements très limités, il faut, pour répondre à tous les cas, un matériel considérable et fort coûteux qui n'est possible que dans les grands centres. Cependant, il ne faut pas oublier que la méthode est toute récente et que par conséquent on peut espérer des progrès qui entraîneront la simplification de l'outillage. Il faut surtout que le médecin praticien sache bien que lorsqu'on a bien compris le principe de la méthode, on peut dans chaque cas particulier réaliser des appareils simples parfaitement suffisants pour faire de la gymnastique médicale rationnelle. Il faut remarquer encore que les appareils électriques sont actuellement très répandus et que le courant électrique sous ses diverses formes permet de réaliser des mouvements actifs en les localisant et les dosant mieux encore que ne le fait la mécanothérapie. L'électricité présente encore cet avantage sur la mécanothérapie, c'est qu'elle produit ces mouvements même quand l'action des centres nerveux est annulée. Je sais bien que dans ce cas particulier, la mécanothérapie utilise les mouvements passifs qui seront décrits succinctement plus loin, mais ceux-ci ne permettent pas une guérison aussi rapide. On voit que si *a priori* on est effrayé par le grand nombre des appareils qui constituent l'arsenal de la mécanothérapie et qui semblent empêcher sa vulgarisation, on est amené, après réflexion, à considérer la méthode comme immédiatement réalisable. Il suffit de ne lui demander que ce qu'on ne peut pas faire avec les agents physiques déjà employés. D'ailleurs, il est facile de comprendre qu'il est irrationnel de demander à un seul agent, physique ou mécanique, la guérison de toutes les maladies et que la seule solution définitive résultera de l'emploi simultané des divers agents physiques ou mécaniques, et le rôle du médecin consistera dans le choix de l'agent qui convient le mieux à chaque cas particulier.

Il ne nous est pas possible, dans cette revue critique limitée à quelques pages, de faire la description des divers appareils de mécanothérapie et d'énumérer les maladies dans lesquelles ils peuvent être employés. Je me contenterai de dire que la mécanothérapie étant destinée à réaliser mécaniquement la gymnastique médicale suédoise, on les divise en quatre groupes :

Appareils à mouvements actifs dans lesquels deux facteurs interviennent, la contraction musculaire et le mouvement proprement dit.

Appareils à mouvements passifs.

Appareils de massage { vibration,
tapotement,
pétrissage,
friction.

Appareils de correction d'attitudes ou d'orthopédie.

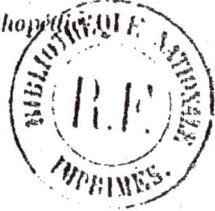

230

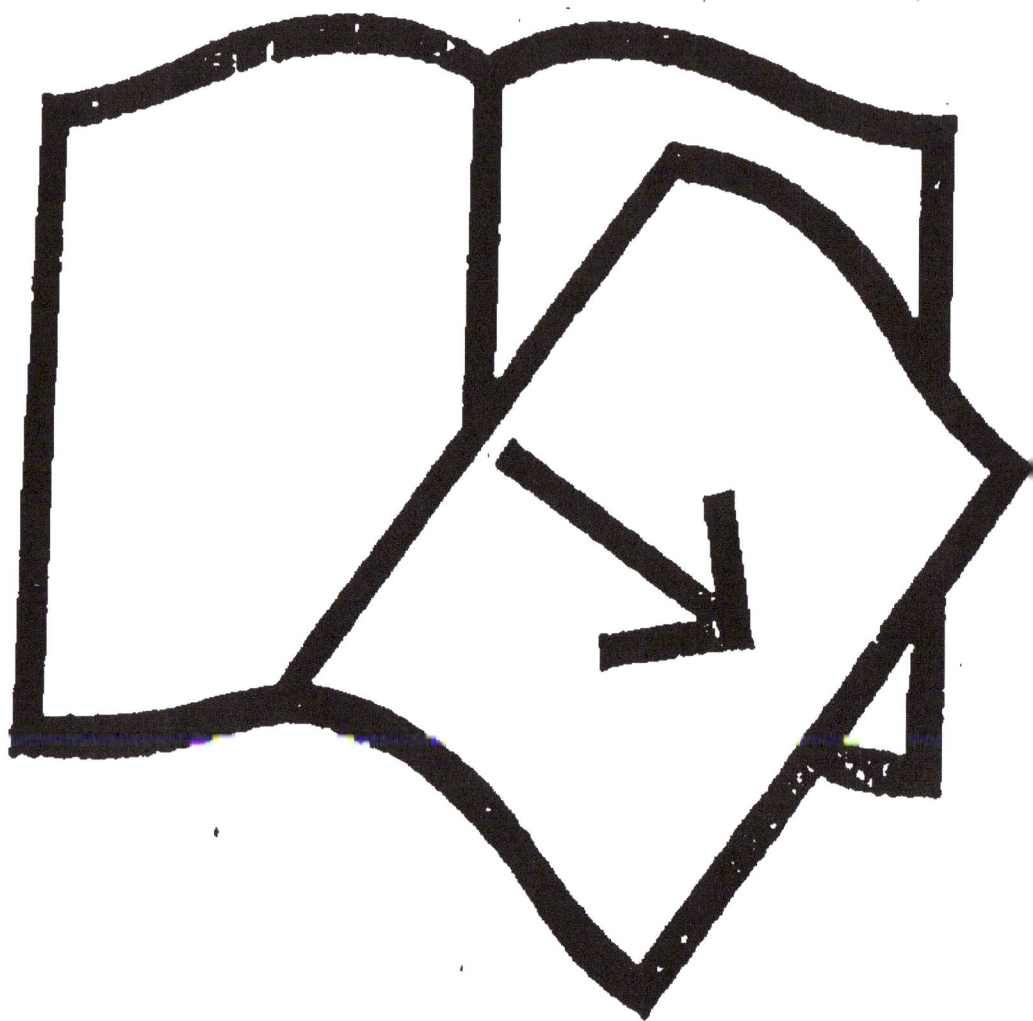

Documents manquants (pages, cahiers...)
NF Z 43-120-13